CANNABIS MEDIZIN

*Die Grundprinzipien für
medizinisches Marihuana*

Aaron Hammond

Von Aaron Hammond

Version 2.2

veröffentlicht von HMPL Publishing bei KDP

Lerne Deinen Verleger und seine Arbeit hier kennen

Nutzen Sie hierfür bitte diesen Link:

http://happyhealthygreen.life

Vorwort des Autors

Ich habe mich schon immer für Cannabis und den medizinischen Nutzen von Marihuana interessiert. Dieses Buch zu schreiben und Informationen sowie Kenntnisse über die immer noch umstrittene als „Cannabis" bekannte Substanz zu teilen, war mir ein großes Anliegen.

Die Wissenschaft forscht und deckt auf - und klinische Studien lügen nicht. Ich bin genauso dankbar wie glücklich, dass Du diese Zeilen liest. Der HMPL Verlag und ich engagieren uns dafür, Dir neueste, genaue und fundierte Fakten zu liefern, die durch mehr als nur einfache Worte gestützt werden.

Lass uns zusammen etwas ändern und unsere Augen für die Kraft der Natur öffnen. Ich habe Bücher über CBD, Hanföl und Cannabis Extrakt herausgebracht. Ich werde damit fortfahren, Dir die besten Informationen bereitzustellen und es Dir einfach machen, diese zu verstehen.

In diesem Buch möchte ich dir Informationen und Wissen über Cannabis vermitteln, Dir die Wirkungsweise von Cannabinoiden lehren und

Dir zeigen wie diese kleinen Verbindungen eine solch enorme Wirkung auf unsere Körper haben können und Dir ihre vielen medizinischen Vorteile vorstellen.

Ich werde kurz verschiedene wichtige Themen aus der Welt von medizinischem Marihuana zusammenfassen, um Dich darüber zu informieren, was möglich ist und um Dich auf den neuesten Stand mit allem zu bringen, was während der Zeit der Legalisierung von Marihuana zum Gesprächsthema geworden ist.

Zukünftig werden wir unseren Schwerpunkt auf ausführliche Informationen legen und Dir alles, was Du über Cannabis wissen musst, bereitstellen. Vergewissere Dich also, dass Du mit den Themen unserer Bücher auf dem Laufenden bleibst!

Freundliche Grüße,

Aaron Hammond

hinsichtlich der Unaufmerksamkeit oder auf andere Weise, durch jegliche Nutzung oder Missbrauch jedweder Richtlinien, Prozesse oder enthaltenen Anweisungen, die alleinige und völlige Verantwortung des Empfängers und Lesers ist. Unter keinen Umständen kann der Herausgeber für jegliche juristische Verantwortung oder Schuld für jedwede Reparatur, Schäden oder finanzielle Verluste aufgrund der Information auf diesen Seiten, entweder direkt oder indirekt, verantwortlich gemacht werden.

Jeweilige Autoren besitzen alle Urheberrechte die nicht zum Verlag gehören. Die Informationen hierin sind ausschließlich zu Informationszwecken angeboten und sind universell. Die Präsentation der Informationen ist ohne Vertrag oder jede Art von Garantie. Die Warenzeichen die verwendet werden, sind ohne jegliche Zustimmung. Die Veröffentlichung der Warenzeichen ist ohne Erlaubnis oder Unterstützung durch den Markeninhaber. Alle Warenzeichen und Marken in diesem Buch sind nur für Klärungszwecke, im Besitz des Eigentümers selbst und nicht in Verbindung mit diesem Dokument. Wir fördern keinen Substanz-Missbrauch und wir können nicht haftbar gemacht werden für jegliche Teilnahme an illegalen Aktivitäten.

Inhaltsverzeichnis

Cannabis: Die Einzelheiten

Cannabis ist die geläufige Bezeichnung für die Pflanze Cannabis Sativa L. Diese Gattung wird auch als Marihuana bezeichnet und gehört zur Familie der Hanfpflanzen. Auch wenn die Bezeichnungen „Cannabis" und „Hanf" oft gleichbedeutend verwendet werden, sind sie nicht genau das Gleiche.

„Hanf" bezieht sich auf die verschiedenen Sorten der Cannabis Sativa L, die keine psychoaktiven Wirkungen erzielen. Anders gesagt, alle Sorten der Cannabispflanze, die weniger als 1% THC enthalten, werden als „Hanf" bezeichnet.

Wenn es darum geht, zwischen Hanf und Marihuana zu unterscheiden, sollte man sich zuerst ansehen, für welchen Zweck die Pflanze gezüchtet wird. Wenn Cannabis wegen dessen Fasern gezüchtet wird, z.B. für industrielle Zwecke, Öle und Salben, oder für jeglichen anderen Nutzen der nicht berauscht, dann spricht man von „Hanf".

"Marihuana" entstand als eine landläufige Bezeichnung für jene Cannabispflanzen, die zum

Zwecke der Berauschung gezüchtet wurden. Diese Arten haben winzige „Haare" (Trichome) mit aktiven Wirkstoffen auf den Blüten und Blättern, die verschiedene Effekte im Körper hervorrufen.

Diese Unterschiede auseinander zu halten, kann verwirren. Man muss sich einfach merken, dass Marihuana high macht und Hanf nicht.

Der schlechte Ruf
von Marihuana

Die Öffentlichkeit hat sicherlich unterschiedliche Meinungen zu Cannabis, speziell über die berauschende Variante. Während ein großer Teil der Bevölkerung für Marihuana zu sein scheint, gibt es doch auch massive Ablehnung. In den Vereinigten Staaten von Amerika haben aktuell 2017 nur 8 Staaten Marihuana legalisiert – und zwar zum Konsumieren, Kultivieren und Anbauen - und nur für Personen, die 21 Jahre und älter sind. Zusätzlich zu dieser Art der Legalisierung in 8 Staaten gibt es 18 Staaten, die Marihuana entkriminalisiert haben und 29 Staaten, die es für den medizinischen Gebrauch zulassen. Dennoch gibt es doch noch einiges an Diskussionen bezüglich der Marihuanapflanze in den USA, speziell unter der älteren Generation. Das kann durchaus an der Geschichte von Marihuana liegen, denn als vor einigen Jahrzehnten der Drogenkrieg losging, hat dies eine ganze Menge heftiger Emotionen und politischer Kontroversen losgetreten, die die ältere Generation vielleicht nicht ganz vergessen hat. Im Jahr 1986 hat Präsident Reagan den „Anti-Drug Abuse Act" unterschrieben, der vorsieht, dass

Drogendelikte nun obligatorisch eine Strafe nach sich ziehen. Die Bestrafung von Besitz und Verkauf von Marihuana fiel bald in bundesstaatliche Verantwortung. Präsident Bush hielt im Jahr 1989 eine Rede, die die Leidenschaft des Landes für einen „Krieg gegen Drogen" neu entfachte. Seine Rede wurde landesweit im Fernsehen übertragen. Jedoch ist die Generation „Millennials" in einer Gesellschaft herangewachsen, die insgesamt eine weniger konservative Meinung über Marihuana vertritt. Bis zum heutigen Tag sprechen sich aber viele Konservative gegen den Konsum von Marihuana aus. Jene, die dagegen sind, tun alles im Bereich des Möglichen um ein Gesetz zu schaffen, das nicht nur das Rauschmittel Cannabis kriminalisiert, sondern auch medizinisches Marihuana schlechtmacht.

Seit 1970 ist Cannabis in den USA als Klasse-1-Droge gelistet. In der Klassifizierung 1, die Heroin, LSD, Ecstasy und Peyote enthält, sind diese als Drogen „ohne jeglichen aktuellen, anerkannten medizinischen Nutzen und mit hohem Suchtpotential" festgelegt. Viele Menschen haben damit ein Problem, insbesondere angesichts der positiven Aufmerksamkeit, die Marihuana kürzlich in einer Umfrage in Bezug auf den medizinischen Bereich weltweit erfahren hat. Anfang 2017 hat ein Bericht der Nationalen Akademie der Wissenschaft, Technik und Medizin (NASEM) bewiesen, dass Cannabis hohes und wirksames Potential gesundheitlicher Vorzüge aufweist, wie z.B. die Reduzierung von chronischen Schmerzen. Nach heutigem Stand ist dies der häufigst angegebene Grund, warum medizinisches Marihuana von Patienten verlangt wird. Warum Cannabis noch immer als Klasse-1-Droge geführt wird, ist schwer zu verstehen, zumal es - basierend auf den umfangreichen Forschungen - keinen Beweis für die Toxizität oder mögliche lebensgefährliche Risiken von Marihuana gibt, die andere Klasse-I-Drogen und sogar Alkohol aber zeigen.

Cannabis zeigt auch keine Eigenschaften anderer „harter Drogen" der Klasse-I-Kategorie. Typische Anzeichen nach Konsum von Marihuana (geraucht oder in Form von Nahrung aufgenommen), sind Entspannung und Schläfrigkeit, einhergehend mit einem Gefühl von „high" sein oder sanfter Euphorie. Bei Konsum von höheren Mengen zeigen sich auch Symptome wie trockener Mund, gerötete Augen, reduzierte Beweglichkeit und ein beeinträchtigtes Kurzzeitgedächtnis. Dennoch sind keine dieser Wirkungen dauerhaft. Nur wenn Marihuana mit gefährlicheren Drogen gestreckt oder gemischt wird, werden stärkere Anzeichen verursacht. Es ist sogar pur konsumiert harmloser als Alkohol (eine Substanz die im Drogenverzeichnis nicht einmal auftaucht). In einer Studie, in der Marihuana mit 10 anderen Drogen in Bezug auf „Lebensgefährlichkeit" beim Konsum als typische Freizeitdroge verglichen wurde, war Marihuana die am wenigsten gefährliche. Trotz dieser Ergebnisse und der Tatsache, dass die meisten Amerikaner Marihuana bevorzugen, wurde von der Regierung wenig unternommen, um die Auflagen zu lockern. Dies führt dazu, dass die bereits gespaltenen Meinungen noch weiter auseinander driften, denn Klasse-1-Drogen stehen bei deren Erforschung vor mehr Hindernissen. Ohne die erforderliche Untersuchung, um mehr Beweise für den medizinischen Nutzen von Marihuana zu erbringen, wird es aber sehr schwierig, die restliche amerikanische Bevölkerung von dessen Harmlosigkeit zu überzeugen.

Weltweit haben andere Länder eine weit positivere Einstellung gegenüber Marihuana. Obwohl Marihuana in der überwiegenden Mehrheit der Länder illegal ist, haben doch weltweit einige Gesellschafen Marihuana entkriminalisiert, oder angefangen den Konsum zu tolerieren. So ist

Marihuana z.B. Spanien und Uruguay legalisiert und in Ländern wie der Ukraine, der Schweiz, Slowenien, Russland, Portugal, Holland, den Jungferninseln und verschiedenen anderen zumindest entkriminalisiert.

Rechtslage von Cannabis

Gesetze, die den Vertrieb von THC und CBD betreffen, sind milde ausgedrückt ziemlich undurchsichtig. Unter den Gesetzgebern gibt es speziell in den USA über die Wirkung von Marihuana jede Menge Verwirrung. In Staaten, die medizinisches Marihuana legalisiert haben, ist generell nur CBD für Patienten verfügbar. Hier gibt es wegen der psychoaktiven Eigenschaften immer noch große Abwehr gegen THC. Deswegen gibt es immer noch staatliche Gesetze, die den Konsum von CBD verbieten, weil Sie glauben, es könnten Spuren von THC enthalten sein (die Obergrenze liegt bei 0.3 % THC oder weniger). Auch wenn Spuren darin enthalten wären, hätten diese winzigen Mengen wenig oder gar keine psychoaktive Wirkung auf Konsumenten. Jedoch zeigt dies, dass die USA immer noch an einigen der gleichen Standpunkte aus der Zeit des Drogenkrieges festhalten.

Weil es eine solch enorme Blockade gegen die psychoaktive Seite von THC gibt, werden viele medizinische Anwendungen im Keim erstickt. Behandlungen nur mit CBD sind meist für Konsumenten nicht so wirkungsvoll wie in Kombination mit THC. Diese beiden Cannabinoide sind wie ein kraftstrotzendes Paar - sie arbeiten am besten zusammen. So haben Wissenschaftler in Kalifornien durch Ihre Forschung festgestellt, dass THC und CBD zusammen eine stärkere Anti-Tumor Wirkung aufweisen als CBD alleine. Klinische Studien haben ebenso bewiesen, dass die beiden Moleküle zusammen besser gegen neuropathische Schmerzen wirken als jedes nur für sich alleine. Leider wird die milde euphorische Wirkung von THC als negative Nebenwirkung gesehen, obwohl diese vielerlei gesundheitlich positive Aspekte in sich trägt.

Gesetzgeber erlassen oft Gesetze nur für CBD, die es aber fast unmöglich machen, dass jemand CBD in Form von Medizin bekommt, da es illegal ist, CBD über die Grenze von Staaten zu transportieren. Auch wenn ein Patient eine anerkannte Erkrankung hat, (die außer in Florida und Georgia nur hartnäckige Epilepsie und Leiden mit Anfällen beinhaltet) und eine CBD Medizin findet, die für ihn wirkt, kann es passieren, dass er gezwungen wird, eine Straftat nach Bundesrecht zu begehen, nur um sie nach Hause zu transportieren. Es gibt auch einen Bewerbungsprozess bei dem Patienten einen medizinischen Pass bekommen können mit dem sie das Cannabis, das sie benötigen, kaufen können. Doch dies trifft nur auf Staaten zu, in denen Patienten als medizinische Konsumenten gelistet sind.

In London praktizierende Pharmakologen haben an einer Cannabidiol-Behandlung für zwei schwere Arten von Epilepsieerkrankung speziell für Kinder gearbeitet. Ab Dezember 2016 wurden Fortschritte bei der Vorlage der FDA Behörde erzielt und die Cannabidiol-Behandlung kommerziell auf den Markt gebracht. Wenn es erfolgreich von der Flegten DA genehmigt werden würde, müsste Cannabis im Drogenregister neu klassifiziert werden, damit Patienten in den USA die dringend benötigten Rezepte bekommen können. Jedoch hat die FDA Behörde im gleichen Monat einen weiteren Schritt in die entgegengesetzte Richtung unternommen und nun sind alle Extrakte (inkl. CBD) als Klasse-1-Droge gelistet. Wie schon vorher erwähnt - Klasse-1-Drogen besagen, dass sie keinerlei „medizinischen Nutzen" aufweisen, was keinesfalls für Cannabis gilt, insbesondere nicht für CBD-Öle. Weltweit ist CBD für medizinische Zwecke zugelassen, aber Cannabis als Erholungs- oder Rauschmittel benötigt noch immer eine Beratung.

Viel Wind um THC

THC (Tetrahydrocannabinol) sind chemische Zusammensetzungen bzw. Cannabinoide, die sich in der Cannabispflanze vorfinden. Es wird als die am meisten psychoaktive Zusammensetzung in Marihuana betrachtet. Wie Thorsten Rudroff, Ph.D. sagt: „Von THC wirst du „high" (Euphorie ähnlicher Zustand) und je mehr THC Du nimmst desto intensiver wird dieser Zustand." Die weiteren Merkmale wie Appetitanregung, Entspannung und eben Euphorie, werden ebenso durch THC hervorgerufen.

Die Zusammensetzung erzeugt diese Wirkungen, da Sie auf die Neuronen im Gehirn einwirkt. Diese Neuronen sind in der Lage, durch Neurotransmitter miteinander zu kommunizieren – Neurotransmitter sind Chemikalien, die durch das Überwinden der Abstände zwischen den Neuronen Informationen transportieren können und sich an Rezeptormoleküle anhängen. So kommuniziert das Gehirn mit allem im Körper. Es gibt da diesen bestimmten Neurotransmitter genannt Endocannabinoid. Dieser ist wichtig, da er den Cannabinoiden im Marihuana sowohl in Aussehen als auch in Funktion sehr ähnlich ist. Normalerweise werden Endocannabinoide freigesetzt wenn der Körper Schmerz oder Stress erfährt, sowohl physisch als auch emotional. Sie arbeiten innerhalb des Endocannabinoid-Systems, um den Schmerz zu lindern. Cannabinoide in Marihuana, wie THC, schleichen sich ins System ein und hängen sich an die Cannabinoid-Rezeptoren.

Es gibt es zwei bekannte Typen der Cannabinoid-Rezeptoren: CB1 und CB2. CB1 Rezeptoren werden in den Lern-, Erinnerungs-, Angst-, Schmerz- und Bewegungszentren des Gehirns gefunden. Wenn Cannabinoide ihren Weg zu diesen Rezeptoren finden, werfen Sie die regulären Funktionen des Endocannabinoid-Systems aus der Bahn - und zwar jene, die Schmerzen lindern. Weil das System nun aus dem regulären Kurs geflogen ist, können die Wirkungen von Marihuana sehr unterschiedlich ausfallen. Vom Gefühl des Stresslinderns über Tollpatschigkeit und bis hin zu Hungerattacken.

Im Grunde genommen erhöht THC den Level von Dopamin im Gehirn. Dopamin ist ein Neurotransmitter, der im Belohnungs- und Vergnügungs-Center des Gehirns wirkt. Er hilft dem Gehirn teilweise „Belohnungen" ausfindig zu machen. Wenn THC auf einen CB1 Rezeptor trifft und mit ihm interagiert, wird von dem Neuron Kalzium freigesetzt, was dazu führt, dass es aufhört zu funktionieren. Wenn dieses Neuron nicht funktioniert, kann es keine hemmenden Moleküle freisetzen. Diese hemmenden Moleküle regulieren die Menge an Dopamin im Gehirn. Anders gesagt, THC-Kommunikation mit CB1 Rezeptoren führt zu einem Überschuss an Dopamin und einer gesteigerten Wahrnehmung. Dies ist bekannt als „high" oder einem euphorieähnlichen Zustand.

Was ist mit CBD?

Cannabidiol oder CBD, ist eine weitere aktive Zusammensetzung, die in Marihuana gefunden wurde. Es wird gewöhnlich im Zusammenhang mit THC erwähnt, als sogenanntes dynamisches Duo. CBD ist bekannt für seine beruhigende Wirkung und war die Hauptquelle für medizinische Forschungen. Da herausgefunden wurde, dass es bei Epilepsiebehandlungen und neurologischen Krankheiten von großem Nutzen ist, wurde hier weit mehr Forschung betrieben, um die Wirkungen auf das Gehirn im Einzelnen zu untersuchen. Das Potential von CBD ist für den medizinischen Gebrauch einzigartig, weil es eine große Anzahl an Körper-Rezeptoren beeinflussen kann - mehr als nur die Cannabidiol-Rezeptoren.

Es ist wichtig die Vielseitigkeit von CBD's zu kennen und den Zweck der Rezeptoren zu verstehen. Im Gehirn sind Neuronen durch Strukturen, bekannt als Synapsen, verbunden. In diesen Strukturen kommunizieren Neuronen miteinander, indem sie Neurotransmitter (chemische Botenstoffe) senden. Um eine Nachricht durch einen Transmitter richtig empfangen zu können, benötigt ein Neuron einen passenden Rezeptor. Wenn Neurotransmitter auf einen dieser Rezeptoren passen, oder mit ihm übereinstimmen, dann kann das Neuron direkt mit dem Boten interagieren. Neuronen enthalten vielfältige und unterschiedliche Rezeptoren für Neurotransmitter. Weil CBD so viele verschiedene Rezeptoren beeinflussen kann, hat es die Fähigkeit mit allen möglichen Arten von Nachrichten die das Gehirn aussendet, zu interagieren.

Die jüngsten Forschungen haben CBD als negativen allosterischen Modulator der CB1 Rezeptoren klassifiziert (THC kommuniziert mit dem CB1-Rezeptor, um einen Überschuss an Dopamin und das daraus resultierende „high" hervorzurufen). Das heißt, dass CBD sich an den gleichen Rezeptor an einer anderen Stelle anbinden kann. Wenn es sich nun zur gleichen Zeit anbindet, während THC den Rezeptor trifft, bekommt das betroffene Neuron ein schwächeres Signal. Wie schon gesagt, THC beeinflusst das Neuron, sodass es aufhört den Dopamin-Level zu regulieren. Wenn diese zwei Cannabinoide auf den gleichen Rezeptor reagieren, ist die Wirkung ganz anders als nur mit THC alleine. Auf diese Weise ist CBD durch seine Fähigkeit, den starken psychoaktiven Folgen von THC entgegen zu wirken, bekannt geworden.

CBD und dessen medizinischen Vorteile basieren auf seiner Wirkung auf andere Rezeptoren im Gehirn. Es bietet eine therapeutische Wirkung wenn es mit dem TRPV-1 Rezeptor interagiert. Dieser ist auch als Vanilloid-Rezeptor bekannt, nach der Vanilleschote benannt, die essentielle Öle mit analgetischen und antiseptischen Eigenschaften besitzt (ist schmerzlindernd und hat die Fähigkeit, die Wahrscheinlichkeit einer Infektion zu reduzieren). Wenn sich CBD mit einem Rezeptor verbindet, stimuliert dies die Eigenschaften von CBD, Schmerzen zu mindern oder Entzündungen und Körpertemperatur zu regulieren. Darum wirkt Cannabis mit einer hohen Menge an CBD bei der Behandlung von neuropathischen Schmerzen.

In höheren Konzentrationen kann CBD auch den 5-HT1A Serotonin-Rezeptor aktivieren. Dieser Rezeptor ist direkt an biologischen Prozessen in Bezug auf Angst, Schlaf, Schmerz, Appetit und mehr beteiligt. Wenn CBD mit 5-HT1A interagiert, verlangsamt es seine Signalwirkung und hat wiederum einen antidepressiven Effekt. Aufgrund seines Einflusses auf den Adenosin-Rezeptor im

Gehirn entwickelt CBD Eigenschaften, die sich angstmindernd auswirken. Diese Adenosin-Rezeptoren regulieren kardiovaskuläre Funktionen und besitzen entzündungshemmende Eigenschaften.

Obwohl es den obengenannten Rezeptor aktiviert, kann CBD durch Deaktivierung des GPR55-Rezeptors ebenso medizinische Vorteile bieten. Es ist in die Regulierung des Blutdrucks, der Knochendichte und verschiedene andere Prozesse involviert. Wenn es aktiviert ist, kann GPR55 die Verbreitung von Krebszellen fördern. Forschungen an der Chinese Academy of Sciences in Shanghai haben bewiesen, dass dieser Rezeptor sich in mehreren Formen von Krebs gezeigt hat. Weil CBD diesen Rezeptor deaktiviert und seine Signale blockiert, wird angenommen, dass dies die Verbreitung von Krebszellen verhindert.

Es gibt noch andere Wege bei denen CBD krebsbekämpfende Effekte erzeugt. Es gibt auf jedem Zellkern PPAR's (Peroxisom-Proliferator-aktivierte Rezeptoren), die den Energiehaushalt, Stoffwechselfunktionen und speziell die Vermehrung von Zellen regulieren. Wenn PPAR's aktiviert sind, besonders der PPAR-Gamma-Rezeptor, ist die Verbreitung gehemmt. Einfach gesagt, Das Wachstum von Krebszellen wird verlangsamt.

CBD und THC: Wie diese nebeneinander bestehen

Ganz klar sind CBD und THC sehr verschiedene Cannabinoide. Um es zusammenzufassen, der größte Unterschied zwischen den beiden ist, dass THC psychoaktiv ist und CBD nicht. Beide wirken im Endocannabinoid-System des Körpers, aber CBD interagiert hauptsächlich mit dem Immunsystem und THC verursacht hauptsächlich Reaktionen im Nervensystem. Weil diese beiden Verbindungen unterschiedliche Rezeptoren im Gehirn und Nervensystem aktivieren, regen sie verschiedene Symptome im Körper an. Laut einem Artikel des „British Journal of Pharmacology" ist THC ein Agonist von CB1 und CB2 Rezeptoren, während CBD ein Antagonist der gleichen Rezeptoren ist und dadurch eine andere physiologische Reaktion hervorruft. Weil CBD nicht direkt mit den Cannabinoid-Rezeptoren interagiert, besitzt es nicht die psychoaktiven Eigenschaften wie THC.

Von CBD weiß man, dass es einige der Wirkungen von THC bekämpft. Anstatt direkt mit den Cannabinoid-Rezeptoren zu reagieren wie THC, stoppt CBD die Enzyme, welche Anandamide verstoffwechseln, das sind natürliche Cannabinoide die im Körper gefunden wurden. Das wiederum bringt das freigesetzte Dopamin und die Wirkungen die damit einhergehen, ins Stocken. CBD begünstigt ebenso die Freisetzung anderer Cannabinoide im Körper, die die gleichen CB1 und CB2 Rezeptoren aktivieren. Das alles bedeutet, dass CBD und THC ähnliche pharmakologische Eigenschaften besitzen, doch nur bei einem kein „high" verursacht wird.

Wissenschaftler haben diese Kleinigkeit bemerkt und viele glauben, dass CBD tatsächlich helfen kann, der berauschenden Wirkung von THC und anderen psychotischen Symptomen entgegenzuwirken. Eine kürzlich veröffentlichte Studie des „World Journal of Biological Psychiatry" stellt fest, dass mehr Forschungen in größerem Maßstab durchgeführt werden müssen, bevor man zu endgültigen Schlussfolgerungen kommen kann. Jedoch gibt es Beweise, dass CBD vielerlei gesundheitliche Eigenschaften besitzt, die unter anderem als Antioxidantien und als antipsychotisch agieren. Auch wenn CBD nicht für seine euphorische Wirkung bekannt ist, ist Cannabis mit CBD und THC Gehalt immer noch psychoaktiv.

Weitere Bestandteile von Marihuana

Auch wenn diese mehr Aufmerksamkeit erhalten, sind THC und CBD nicht die einzigen aktiven Bestandteile in Marihuana. Es wurden über 80 aktive Cannabinoide in Marihuana gefunden, und es gibt mehrere, die wir hier anführen wollen. Cannabinol, oder CBN ist ein Oxidationsprodukt von THC. Von allen bekannten Cannabinoiden hat CBD die stärkste beruhigende Wirkung und ist daher natürlich gut zur Behandlung gegen Schlaflosigkeit geeignet. CBG (Cannabigerol) ist ein weiteres wichtiges Cannabinoid. Auch wenn dieses keine berauschende Wirkung wie THC verursacht, wird es doch als ein wesentlicher Teil des gesamten psychoaktiven Zyklus bezeichnet. CBC (Cannabichromene) sind ähnlich, doch hauptsächlich wichtig für Angst- und Stressreduzierung.

Zusätzlich zu Cannabinoiden gibt es aktive Bestandteile, die als Terpene bekannt sind. Diese sind „Aromen", die auf jedes „high" einwirken. Es gibt fünf Terpene, die alle Sorten von Cannabis auf verschiedenen Ebenen beeinflussen: Myrcen, Limonen, Pinen, Linalool und Terpineol. Myrcen haben einen der größten Effekte auf ein „high", während der Geruch an Minze, erdige Aromen oder die Tropen erinnert. Nach Limonen wird in Cannabis Pflanzenarten oft gesucht, weil es zulässt, dass mehr THC das Gehirn erreicht und es außerdem einen angenehmen Duft nach Zitrone verströmt. Pinen hat in den Sorten in denen es konzentrierter vorkommt, ein kiefernartiges, herbes Aroma nach Tannenbaum, Rosmarin und Salbei, fördert das Gedächtnis und die Aufmerksamkeit. Linalool verströmt ein blumiges Aroma, das an Lavendel erinnert, da Linalool auch in Lavendel vorkommt. Wenn es mit Terpineol oder Limonen kombiniert wird, kann es zuckersüß werden. Terpineol kann auch süß und zitronig sein, doch vordergründig verströmt es ein frisches, erdiges und kräuterartiges Aroma.

Indica, Sativa und Kreuzungen: Was ist der Unterschied?

Obwohl zahllose Arten von Cannabis existieren, gibt es einige Kategorien über die man Bescheid wissen sollte: Indica, Sativa und Kreuzungen. Die meisten Arten von Marihuana können einer dieser drei Kategorien zugeordnet werden und jede hat ihr eigenes Sortiment an Eigenschaften. Für eine spezifische Wirkung oder ein bestimmtes Aroma gibt es eine Möglichkeit durch das Erscheinungsbild die Sorte Indica von Sativa beim Einkauf zu unterscheiden. Reine Sativa Pflanzen wachsen höher, mit dünneren Blättern und kleineren Knospen. Im Allgemeinen kommen Sativa-Pflanzen aus Südostasien, Indien, afrikanischen Regionen, Indochina und Nordostindien. Diese Pflanzen wachsen am besten in warmen und feuchten Klimazonen. Indica wiederum, wächst als eine viel niedrigere und breitere Pflanze mit größeren, fächerartigen Blättern und dichteren Knospen. Sie wächst und gedeiht am besten in trockenerem Klima, wie in Zentral- und Südasien - besonders Pakistan, Afghanistan und Indien. Diese Pflanze kann bei Kälte eine einzigartige Rot- und Blaufärbung aufweisen, was als ein weiteres Merkmal zur Erkennung dienen kann.

Neben ihrem Erscheinungsbild sind Indica und Sativa-Sorten für ihre unterschiedlichen Wirkungen bekannt. Kurz gesagt sind Indicas dafür bekannt sowohl geistig als auch körperlich besser zu entspannen - mit einem körperlich spürbaren Effekt, der umgangssprachlich auch „stoned" genannt wird. Manchmal heißt dies bei Konsumenten „couch-lock" (körperliches Highgefühl nach dem Rauchen, bei dem man sich nicht mehr von der Couch wegbewegen kann). Sativas sind tendenziell besser für jene, die Energie haben und kreativ sein wollen. Typisch für dieses high ist auch seine zerebrale Wirkung. Laut einer Umfrage auf „Leafly.com", haben Konsumenten Ihre Erfahrungen zwischen der Indica Sorte „Bubba Kush" und der Sativa Sorte „Sour Diesel." bewertet. Bei Bubba Kush waren die Konsumenten vorrangig entspannt, glücklich und schläfrig. Bei Sour Diesel wurden andere Wirkungen beschrieben: die Top 3 Erfahrungen waren glücklich, euphorisch und erhoben.

Für medizinische Zwecke können beide Sorten hilfreich sein. Sativas sind bei Erschöpfung oder Depression beliebter. Sie können auch bei

ADD (Aufmerksamkeitsdefizitstörung) oder Stimmungsschwankungen helfen. Eine Sorte der Indicas, die mehr entspannt, ist generell besser bei Schmerzen oder Schlaflosigkeit geeignet. Soweit kann zum Inhalt von THC und CBD vereinfacht gesagt werden, dass Indicas im Verhältnis viel THC und wenig CBD enthalten und Sativas wenig THC dafür viel CBD enthalten. Diese Erklärung basiert auf einer Theorie von „LeafScience.com", nach der Pflanzen mit einer hohen THC-Konzentration Gene für das Enzym THCA-Synthase exprimieren. Dieses Enzym veranlasst eine chemische Reaktion, die THCA produziert und bei Hitzeeinwirkung zu THC wird. Pflanzen mit dieser Qualität sind normalerweise Indicas. Jedoch ist das nur eine Theorie, denn es ist nicht ganz so einfach. Letzten Endes wird rauchbares Cannabis immer einen hohen THC Gehalt aufweisen. Was bei den Indicas, Sativas und Kreuzungen die verschiedenen Wirkungen verursacht, hängt stark von der gefundenen Art und der Konzentration der Terpene (duftende Öle, die in Pflanzen und Kräutern inkl. Cannabis gefunden wurden) ab.

Kreuzungen sind eine natürliche Kombinati`on der Arten. Anders gesagt können sich Kreuzungen entweder überwiegend bei den

Indicas oder den Sativas zeigen, oder beide ausbalancieren. Wenn Züchter die Erbanlagen unterschiedlicher Regionen mischen, wird eine Kreuzung geschaffen. Das kann für jene, die nach spezifischen Nutzeffekten suchen ein großer Vorteil sein, zB. ein kreatives „high", das den Körper genug entspannt um Schmerz zu lindern, kreieren.

Marihuana Arten

Die Züchtung von Cannabis war keine neue Idee als Menschen begannen die Pflanze nach sich entwickelnden Bedürfnissen zu ändern. Doch die Popularität „individuelles" Cannabis zu züchten, ist in der modernen Zeit aus mehreren Gründen extrem angestiegen. Seit dem Verbot von Marihuana ist das Züchten von Cannabis für kürzere Blühzeiten, höhere Wirksamkeit und größere Gewinne zum zentralen Fokus geworden. Das war ein wesentliches Ziel um Marihuana auf dem Schwarzmarkt erfolgreich verkaufen zu können. Mit der Zeit ist die Industrie des Cannabis als Freizeitdroge erblüht und Züchter haben sich neue Technologien und Kundenbedürfnisse zu Nutzen gemacht, um mit deren Cannabis Sorten kreativ zu werden.

Diese Pro-Marihuana Gemeinschaft ist trotz Gesetzen und Stigma größtenteils in Online-Foren zusammengekommen. „High Times" und „Leafly" sind zwei Beispiele beliebter Webseiten, wo Konsumenten andere Leute mit ähnlichen Meinungen treffen können, ihr Wissen erweitern und sich mit den neuesten Nachrichten über

Cannabis auf dem Laufenden halten können. Der Cannabis Cup ist eine weitere Option des Wachstums für die Industrie der Freizeitdroge. Der Cannabis Cup ist eine Fachmesse die seit fast dreißig Jahren existiert und die neuesten Entwicklungen im Bereich Marihuana vorstellt. Wegen dieser stets wachsenden Gemeinschaft sehen die Züchter die Möglichkeit, die unterschiedlichen Bedürfnisse der Kunden mit deren Cannabis Sorten zu erfüllen.

Für verschiedene Zwecke werden unterschiedliche Arten gezüchtet - sie variieren in Aroma, Geschmack, Wirksamkeit, medizinischem Zweck, Nebeneffekte usw. Sie werden in der Regel basierend auf dem Züchter und/oder nach dem Duft, der Farbe, oder dem Geschmack der Sorte benannt. Wenn es auch zahllose Varianten von „Weed" (umgangssprachlich geerntete Blüten der Hanfpflanze) gibt, kann man diese auf verschiedene Art gruppieren. Der einfachste Weg zwischen den Gruppen von Cannabissorten zu unterscheiden ist anhand folgender Klassifikationen: Indica, Sativa und Kreuzungen. Wie schon gesagt, haben Indicas meist eine ähnliche beruhigende Wirkung, während sich Sativas generell besser für Energieschub und erhöhte Aufmerksamkeit eignen. Kreuzungen können eine ausgewogene

Wirkung zeigen oder je nach Kreuzung kann die eine oder andere Art überwiegen. Da Marihuana immer weniger zu einem Tabu wird, haben Züchter angefangen, sich nicht mehr auf Wirkung und die höchsten Gewinne zu konzentrieren, sondern auf die Kultivierung neuer Aromen und den Inhalt von Terpenoiden. Marihuanazüchtung ist zu einer Kunst geworden.

Wenn es auch unmöglich ist alle existierenden Sorten zu aufzuzählen, da ständig neue Sorten entwickelt werden, gibt es doch einige, die sich definitiv bei Konsumenten ausgezeichnet haben. Im Jahr 2015 waren folgende die beliebtesten:

> Gorilla Glue #4

> Critical Kush

> Candyland

> ACDC

> Bubblegum Kush

> Sunset Sherbet

> Tangie

> Jedi Kush

> Animal Cookies

> OG #18

Die an erster Stelle stehende, Gorilla Glue #4, konnte einen Anstieg von 906% in Konsumentenbeurteilungen erreichen. Diese außergewöhnliche Mischung bietet Konsumenten ein entspanntes und äußerst euphorisches „high". Sein Aroma ist stark und erdig und ist verantwortlich für den typischen „skunky" Gras Geruch. Critical Kush ist eine Indica Sorte, die aus einer Kreuzung von OG Kush und Critical Mass entstanden ist, zweier bereits beliebten Sorten. Laut eines Konsumenten besitzt diese Sorte eine hohe Menge an THC, aber auch einen CBD-Anteil, der die Wirkung ausgleicht, um ein „high" ähnlich wie eine „langsame Massage" zu erzeugen. Candyland hat seinen Namen von seinem ungewöhnlich süßen Geschmack und den blau, grün, weiß und lila gefärbten Knospen. Sie ist nicht nur wunderschön anzusehen, sondern ihre Wirkung ist sehr angenehm, beruhigend und erhebend. ACDC ist die vierte auf der Liste und die erste Sorte in dieser Sammlung mit einem hohen CBD Anteil. Diese Pflanze wurde als sehr gut für medizinische Zwecke und Patienten bewertet, weil sie ein starkes „high" erzeugt, das Schmerzen ohne jegliche geistige Wirkung oder Benommenheit beseitigt. Sie bietet als besondere Eigenschaft zitronige Noten, denn viele Sorten mit hohem CBD-Anteil riechen eher nach Gras, was für einige Konsumenten durchaus unangenehm sein kann.

Dieser neue Ansatz Marihuana Pflanzen zu züchten hat auf jeden Fall geholfen, den Weg für mehr medizinische Marihuana Sorten zu ebnen. Abhängig von der gewünschten Behandlung können Züchter verschiedene Sorten und deren Vorteile auswerten, um diese dann für die wirksamste therapeutische Sorte zu kombinieren. Jene, die von medizinischem Marihuana profitieren, können eine Kombination von Sorten nutzen. Da Sativas mehr ein waches, energetisches high mit erhöhter Kreativität verursachen, würde ein Patient der an Schlaflosigkeit oder Depression leidet, von dieser Sorte profitieren indem er sie tagsüber konsumiert. Jedoch wäre diese Wahl für diesen Patienten nicht für die Nacht geeignet. Hier kommen Indica Sorten zum Einsatz, denn sie bieten eine erholende Wirkung für den gesamten Körper und sorgen so für einen entspannteren Schlaf. Bei Menschen mit Angstzuständen kann Indica tagsüber helfen. Kreuzungen können das Beste für beide anbieten. Eine beliebte Kreuzung heißt Blue Dream, die eine Sativa-Dominate ist. Der Sativa Einfluss bedeutet, dass diese Kreuzung ein erhebendes "high" bietet. Wenn sie jedoch mit einer Indica-Sorte ausgeglichen wird, dann löst dies ein Ganzkörper-high aus, während die zerebrale Wirkung beibehalten wird. Sie ist ein perfektes Beispiel für eine Sorte, die sich hervorragend für Patienten mit Schmerzen, Depressionen oder Übelkeit eignet. Diese Leiden erfordern eine Sorte mit hohem THC Anteil, die allerdings Nebenerscheinungen mit sich bringen kann. Dies kann es schwierig machen, dem normalen Tagesablauf zu folgen. Blue Dream lindert Schmerzen und Übelkeit, während die Patienten produktiv und wach sein können.

Marihuana Konzentrate

Wenn es um Marihuanakonsum geht, haben die meisten ein bestimmtes Bild im Kopf. Am ehesten enthält dies einen Joint, einen Blunt, oder eine Pipe um es daraus zu rauchen. Einige mögen an Haschkekse denken. Doch es gehört noch viel mehr zu einer Marihuana Erfahrung. Die erfahreneren Konsumenten sind in die Welt der Marihuana-Konzentrate eingetaucht: Haschisch, Öle, Kief, Rosin und andere Varianten. Diese Konzentrate werden oft bevorzugt, weil sie stärker wirken. Dies kann sowohl dem Freizeitkonsument als auch einem Patient entgegenkommen. Ein stärker wirkendes Cannabis in Form eines Konzentrats bringt mit kleineren Mengen ein großartigeres high oder einen großartigen medizinischen Vorteil.

Cannabis-Konzentrate zu konsumieren ist keine neue Idee. Besonders Haschisch (umgangssprachlich Hasch) wird seit tausenden Jahren kultiviert. Hasch ist das Harz auf den Blüten der weiblichen Cannabispflanze. Die harzigen Trichome werden gemeinsam mit dem Pflanzenmaterial mittels mechanischer oder chemischer Mitteln von der Pflanze getrennt. Hierbei gibt es mehrere Wege den Trennungsprozess durchzuführen. Bei der „Trockensiebung" wird das Harz von Hand mit einem Sieb oder Tumbler von den Blüten getrennt. Diese Methode ist vergleichbar mit dem Zerkleinern von Gras bevor man es rauchen kann. Das feine Pulver, oder „Kief" wird anschließend mithilfe von Hitze zu Haschblöcken gepresst. Die Eiswasser oder „Bubble Hash Methode" (wird zu Iceolator - eine Art von Hasch mit einem extrem hohen THC Gehalt) ist eine weitere Möglichkeit Hasch herzustellen. Die Idee dahinter ist, dass die harzigen Stücke durch Bewegung und Eiswasser auf den Boden sinken, und die überschüssigen und inaktiven Pflanzenteile oben schwimmen. Das Iceolator-Hasch, das dadurch produziert wird, ist sehr rein und enthält keine Rückstände von Lösungsmitteln.

Die Qualität von Hasch wird durch mehrere Methoden geprüft. Als erstes ist die Farbe wichtig. Mit der Trockensieb-Methode wird das Kief in der Farbe goldener sein, wenn es rein ist. Ist es grün, dann bedeutet dies, dass es noch zu viele Pflanzenteile enthält. Der Haschblock sollte eine dunkle, glänzende Oberfläche haben, die zeigt, dass aktive Trichome zusammengeschmolzen sind. Hasch sollte leicht anzuzünden sein und einen puren Duft verströmen. Jeglicher chemischer Geruch ist ein schlechtes Zeichen. Es sollte eine weiße Asche hinterlassen, die ebenso auf Reinheit hinweist. Bei handgerolltem Hasch sollte der Haschblock innen weich und klebrig sein, wenn er aufgebrochen wird.

Shatter (honigfarbenes Produkt), Budder (Butan Hasch Ölextraktionstechnik) und Öle sind Bezeichnungen, die für nicht Eingeweihte verwirrend sein können. Shatter ist die stärkste Art eines Cannabis-Konzentrats, das im Aussehen Erdnusskrokant ähnelt. Es sollte eine glatte und klare Oberfläche haben. Öl erinnert in seinem Aussehen an Honig. Es kann schwierig sein damit umzugehen, da es von der Konsistenz sehr klebrig ist. Budder ist cremiger und erinnert von der Konsistenz an eine Zucker/Butter-Mischung. Jedes dieser Konzentrate kann mit den gleichen Geräten wie Pen Vaporizern oder Oil rigs (Pfeifen speziell zum tupfen) genutzt werden. Jedoch hat jedes Gerät unterschiedliche Vorteile. Auch wenn Shatter mit einem THC Gehalt von etwa 80% wohl das stärkste Konzentrat ist, kann es sein, dass es keine Terpene enthält, die dem Marihuana seinen typischen Geschmack und Aroma geben. Budder enthält in der Regel etwa 70% THC, besitzt noch einige Terpene und ist daher geschmackvoller. Öl hat am meisten Geschmack, aber die schwächste Wirkung.

Die Rosin und Butan Hasch Öl (BHO)-Methoden, sind zwei weitere, die Du Dir merken solltest. BHO ist ein Cannabis-Konzentrat, das mithilfe von Butan als Lösungsmittel herausgefiltert wird. Shatter, Budder und Öle sind verschiedene Formen und Arten von BHO Konzentraten. Für die Rosin-Methode wird allerdings kein Butan als Lösungsmittel benötigt. Es ist ein Konzentrat, das ganz ohne Lösungsmittel hergestellt werden kann. Alles was benötigt wird sind Wärme und Druck, um das Cannabis Harz von seinen Blüten oder Knospen zu lösen. Der Prozess ist so einfach, dass dieser zuhause mit der Wärme von einem Glätteisen durchgeführt werden kann. Das Ergebnis dieser Methode sieht genauso aus wie andere Formen der Konzentrate, wie zB. Shatter. Die Rosin-Methode wird von vielen bevorzugt, da beim Prozess des Herauslösens keine Lösungsmittelrückstände zurückbleiben, wie bei anderen Cannabis-Konzentraten.

Wo es Konzentrate gibt

Lizenzierte Verkaufsstellen verkaufen die

meisten Marihuana Produkte, sogar zur äußerlichen Anwendung. Diese enthalten sowohl THC als auch CBD. Jedoch machen es widersprüchliche und verwirrende Gesetze für Konsumenten schwer herauszufinden, was Sie kaufen, nicht kaufen, anbauen, und was Sie weitergeben dürfen und was nicht.

Der Staat Colorado bleibt der Inbegriff der Marihuana Akzeptanz. Das Gesetz besagt, dass Erwachsene ab 21 Jahre legal bis zu einer Unze Marihuana besitzen und konsumieren dürfen. Man muss kein Einwohner von Colorado sein, um es dort kaufen und innerhalb der Landesgrenze konsumieren zu dürfen. Jedoch gibt es beim Kauf einige Regeln, die man beachten muss. Diese Regeln besagen, wie viel man zwischen Blüten und Konzentraten mischen darf. Auch wenn der Konsum legal ist, ist doch Diskretion gefragt. Anders gesagt wird es nicht akzeptiert, eine Straße entlang zu laufen und sich einen Joint anzuzünden. Es ist ähnlich mit wie dem Gesetz für offene Alkoholbehältnisse. Auch für das Fahren unter dem Einfluss von THC gibt es Vorschriften.

Amsterdam hat über Jahre hinweg eine sehr offene Meinung zum Cannabis Konsum vertreten. Während Freizeitdrogen in Holland eigentlich immer noch illegal sind, wurden weiche Drogen (wie Cannabis und Hasch) massiv entkriminalisiert. Die allgemeine Einstellung ist, die Gesundheit der Einwohner von Holland zu schützen und zu sichern. Auf diese Weise gibt es viel mehr auf Logik begründete Meinungen zum gegenwärtigen Thema Marihuana. Coffee Shops, die den Kauf und den öffentlichen Konsum von Cannabis und anderer weicher Drogen erlauben, werden in der Regel in Ruhe gelassen wenn Sie keine Unruhen verursachen. Holländische Gesetze verfolgen den illegalen Handel mit Freizeitdogen viel härter. Spanien nutzt ebenso die Idee von „Cannabis Clubs", in denen Konsumenten rauchen oder sich beim Cannabis Konsum beteiligen können. Der öffentliche Konsum wird ebenso entkriminalisiert, auch wenn es gegenwärtig immer noch Strafen und andere Gesetze gibt, die dies regeln.

In Staaten wie Arizona, die medizinisches Marihuana legalisiert haben, müssen Patienten immer noch die Medicial Card beantragen. Um medizinisches Marihuana zu erwerben, muss ein Patient mindestens 18 Jahre alt sein, zumindest eine Krankheit haben, die auf der genehmigten Liste steht (in Arizona sind dies Krebs, Grüner Star, Hepatitis C und Morbus Crohn) und einen spezifischen medizinischen Marihuana Arzt finden und einen Termin vereinbaren, um dann die Medical Card zu beantragen. Wenn diese einmal genehmigt wurde, können Patienten in jeder staatlich zugelassenen Apotheke ihre Marihuanaprodukte kaufen.

Der Einkauf in einer staatlich zugelassenen Apotheke ist nicht so einfach wie in einem Supermarkt ein und aus zu gehen. Wie es auf der Apotheken-Tour in Weedmaps YouTube Kanal gezeigt wird, gibt es einen bestimmten Prozess um Patienten in den jeweiligen Apotheken zuzulassen. Dieses Video hebt South Coast Caregivers in Santa Ana, California, hervor. Es werden medizinische Unterlagen benötigt, ehe man zusätzliche Dokumente der jeweiligen Apotheke ausfüllen kann. Es gibt ein Wartezimmer durch das Patienten hindurch müssen, bevor Sie in den Hauptraum der Produkte vorgelassen werden. Ehrenamtliche Helfer stehen hier bereit, um jedem Kunden zu helfen, die richtige Sorte, Art und das Zubehör zu finden.

Da galt es eindeutig, Verbesserungen rund um das Tabu in Bezug auf Cannabis zu schaffen. Dennoch gibt es in dieser Hinsicht noch immer viel zu tun.

Was THC und TBC für Deine Gesundheit tun können

THC

Viele Studien wurden durchgeführt, um noch mehr über die medizinischen Vorteile von THC zu erfahren. Beweise haben gezeigt, dass Menschen, die an chronischen Schmerzen, Übelkeit, Appetitlosigkeit und Stress leiden, einen enormen gesundheitlichen Nutzen durch THC ziehen. Dieses Cannabinoid funktioniert, indem es durch die Aktivierung von Bahnen in das zentrale Nervensystem Schmerzsignale blockiert und somit Schmerzen lindert. Es hat sich gezeigt, dass es speziell bei der Reduzierung von auf Nerven bezogenen Schmerzen helfen kann. Durch eine Studie, die an Patienten mit neurologischen Schmerzen vorgenommen wurde und denen andere Behandlungen wenig bis gar nicht geholfen hatten wurde gezeigt, dass die Schmerzen der Patienten mit niedrigen Dosen von Cannabis gelindert wurden. Wenn Cannabis mit der Amygdala (Mandelkernkomplex) im Gehirn interagiert, kann THC bei Stress und Angst helfen. Die Amygdala ist Teil des limbischen Systems und beeinflusst Emotion und Erinnerung in vielfältiger Weise - vor allem wenn Angst und Wut auftreten ist sie im Spiel. THC kann diesen Einfluss zum Besseren wenden. Besonders bei Menschen, die durch Trauma oder extremen Stress einen Mangel im Endocannabinoid-System („kurzfristige" Transmitter die Schmerzen lindern) aufweisen. Durch die Aufnahme von THC wird das Endocannabinoidsystem (ECS) in einem größeren Ausmaß aktiviert, so dass es in einem stärkeren und produktiveren Umfang arbeiten kann, als dies normalerweise der Fall wäre und somit therapeutische Erleichterung bringt. Doch manchmal kann THC die Amygdala überreizen und Paranoia oder erhöhte Ängstlichkeit verursachen. Das passiert allerdings nur wenn eine Vielzahl von Faktoren ins Spiel kommen: wie übermäßiger Konsum von THC, sich in ungewohnter Umgebung befinden oder andere Drogen oder Alkohol mit Marihuana konsumieren. Wenn Marihuana ohne diese ganzen Faktoren genommen wird, besteht wenig Risiko für negative Folgen.

Sowohl THC als auch CBD werden für medizinische Behandlungen genutzt, jedoch hat jedes unterschiedliche Eigenschaften, die am besten bei bestimmten Krankheiten wirken. THC zeigt folgende Effekte:

> Entspannung

> Schläfrigkeit

> Appetitanregung

> Höheres Maß an Ruhe

> Veränderte Sinne (Sicht, Geruch, Gehör)

Wegen dieser Eigenschaften hat es sich im medizinischen Bereich auf verschiedene Weise als sehr wirksam erwiesen. Es kann helfen, den Nebenwirkungen der Chemotherapie entgegen zu wirken, indem es überwiegend Übelkeit reduziert und einen gesunden Appetit fördert. Bei anderen Krankheiten mit vorherrschender Appetitlosigkeit wie AIDS, kann THC in jedem Fall einen Unterschied machen. THC ist hilfreich um Krämpfe und Zittern bei Verletzungen des Rückens, multipler Sklerose und anderen muskulösen Störungen zu verringern, und um Schmerzen zu lindern.

CBD

Speziell CBD-Öl ist das Thema vieler

medizinischer Studien. Project CBD ist eine Webseite und eine gemeinnützige Organisation, die ihre Zeit der Förderung eines gesunden und wachen Bewusstseins über die wahren medizinischen Vorteile von Cannabinoid widmet. Das Großartige bei CBD ist, dass es außergewöhnlich sicher ist. Eine Studie veröffentlicht bei PubMed (englischsprachige textbasierte Meta-Datenbank, teilweise auch in Deutsch verfügbar) hat aufgedeckt, dass Cannabinoid in nicht transformierten Zellen nicht toxisch ist.

Studien haben ebenso aufgezeigt, dass Cannabis nicht die psychomotorischen oder psychologischen Funktionen ändert. Zusätzlich haben chronischer Konsum und hohe Dosen (bis zu 1.500mg/täglich) gezeigt, dass beide problemlos von Menschen toleriert werden.

CBD zeigt folgende Effekte:

➢ Erleichterung bei Phobien

➢ Entzündungshemmend

➢ wirkt psychotischen Symptomen entgegen

➢ Linderung von Übelkeit

CBD-Öl kann bei vielen ähnlichen Problemen wie THC helfen, wie zB. bei den negativen Begleiterscheinungen der Chemotherapie. Es kann ebenso den Appetit anregen und Brechreiz wie Übelkeit hemmen. Andrerseits trägt es zu einer besseren Auswahl an Cannabis für den medizinischen Bereich bei, weil es mit einer Reihe verschiedener Erkrankungen reagiert, die große Angstzustände verursachen. Depression, Soziale Phobie und Schizophrenie sind nur einige Störungen, die besser gehandhabt werden können, wenn CBD genutzt wird. Depressive Symptome, Phobie, Paranoia und viele andere psychotische Symptome können auf diese Weise gelindert werden.

Generell ist CBD im medizinischen Bereich viel mehr akzeptiert. Weil CBD nicht die berauschenden Eigenschaften von THC besitzt, die für einige Menschen durchaus zu viel sein können. CBD wird laut einiger Studien als äußerst sicher eingestuft. Forschungen haben gezeigt, dass CBD keine negativen Auswirkungen auf unausgereifte Zellen, Motorik, Blutdruck oder Puls hat. Während es im Körper arbeitet und vielen Menschen gut tut, bestehen wenige Risiken für negative Nebenerscheinungen.

In vielen Fällen erzielt das perfekte Verhältnis von THC und CBD in medizinischem Marihuana die besten Resultate. Beispielsweise braucht jemand vielleicht die appetitanregenden Eigenschaften von THC, aber ebenso auch die Angst reduzierenden Eigenschaften von CBD. Eine Krankheit, der eine Kombination aus THC und CBD erfordert, ist die chronisch obstruktive Lungenerkrankung (COPD). Die Symptome beinhalten Husten, Atemnot, Keuchen und verstopfte Atemwege. Diese Krankheit ist fortschreitend, was bedeutet sie verschlimmert sich mit der Zeit. In diesem Fall würde CBD beträchtlich mit seinen entzündungshemmenden Eigenschaften helfen, während THC mit seiner entspannenden Wirkung die beeinträchtigten Atemwege beruhigen könnte.

Cannabis konsumieren

Rauchen von Marihuana ist der geläufigste Weg des Konsums. Es ist einfach, weil es wenig Zubehör oder Vorbereitung benötigt und außerdem schnelle Ergebnisse erzielt. Wenn ein Konsument raucht, gehen die Eigenschaften der Cannabinoide schnell ins Blut über und verursachen sofort die beabsichtigte Wirkung. Menschen rauchen Marihuana seit 2.500 v. Chr., obwohl es bis ins 18. Jahrhundert gedauert hat, bis es auf der westlichen Halbkugel angekommen war.

Allerdings bringt Rauchen generell einige negative Begleiterscheinungen mit sich. Eine wohlbekannte Tatsache ist, dass Rauchen mit der Zeit die Lungen schädigen kann. Beim Rauchen wird Marihuana oft mit Tabak gemischt, obwohl es weithin bekannt ist, dass Tabak gesundheitsschädlich ist. Tabak kann Krebs auslösen, Atemwegserkrankungen, Fruchtbarkeitsprobleme und vieles mehr verursachen. Obwohl Cannabis alleine keine dieser gesundheitlichen Probleme auslöst (und als Tatsache bekannt ist, dass es eine krebsbekämpfende Wirkung hat), ist rauchen der ungesündeste Weg es zu konsumieren. Und das aus mehreren Gründen. Als erstes inhalieren Raucher von Marihuana mehr Rauch und halten diesen länger in ihren Lungen als jeder andere Tabakraucher dies mit Zigaretten tun würde. Zweitens inhalieren Joint- oder Blunt-Raucher wesentlich mehr als nur die enthaltene Cannabisblüte. Die Umhüllung der Blunt-Zigarre ist oft auch aus Tabak gefertigt. Obgleich es nicht viele Beweise gibt, dass Rauchen von purem Marihuana die Lungen ernsthaft schädigt, gibt es immer noch genug Chemikalien im Rauch von Marihuana, die schädlich sein können, wie zB. Kohlenmonoxid oder Hydrogencyanid (Blausäure). Diese schädlichen Chemikalien entstehen aber *nur bei der Verbrennung* der Pflanzenteile und *nicht* durch die aktiven Cannabinoide im Marihuana. Beim Konsum von Marihuana auf anderen Wegen entstehen keine schädlichen Chemikalien.

Es gibt wesentlich gesündere Möglichkeiten, wie Marihuana für medizinische Zwecke eingesetzt werden kann. Wie schon vorher besprochen, ist Rauchen eine der ungesündesten um Marihuana zu konsumieren. Für viele der Patienten würde es keinen Sinn machen Marihuana zu rauchen, speziell wenn Sie Marihuana bei Atemwegserkrankungen einsetzen. Um dieses Problem zu umgehen, ist das Vaporisieren (Verdampfen) zu einer beliebten Methode geworden. Vaporisierung von Konzentraten und Extrakten produziert weniger schädliche Karzinogene (wie z.B. Teer und Ammoniak) als typischer Marihuana- oder Tabakrauch. Weil hierbei höhere Temperaturen erforderlich sind um Marihuana zu vaporisieren, wird weniger Rauch produziert und es können mehr Cannabinoide gelöst werden. Somit ist es wesentlich wirksamer. Die Vaporisierung erzeugt auch viel weniger Geruch, was somit für Patienten ideal ist, die Marihuana diskret konsumieren wollen.

Das Verzehren von cannabishaltigen Lebensmitteln ist eine weitere exzellente und dezente Möglichkeit für medizinische Konsumenten. Natürlich entsteht kein Rauch oder Geruch wenn Lebensmittel gegessen oder getrunken werden. Das ist besonders für Konsumenten praktisch, für die eine orale Einnahme die einfachere Methode zur Einnahme von Medikamenten darstellt. Und es hat den zusätzlichen Vorteil, dass dem Verzehr von Lebensmitteln kein schlechter Ruf, wie dem Rauchen von Gras für medizinische Zwecke, anhaftet. Viele können es nicht begreifen, dass jemand etwas für medizinische Zwecke rauchen würde, und somit ist für jene, die in konservativen Gegenden leben, der Verzehr von cannabishaltigen Lebensmitteln die beste Möglichkeit, um Vorurteilen oder Kritik aus dem Weg zu gehen. Und mit der sich ständig entwickelnden Esskultur können Konsumenten ihr Cannabis auf mehreren Wegen einnehmen als nur mit dem typischen Marihuana-Brownie. Somit haben Suppen, Obst, Studentenfutter, Nachspeisen und andere gesunde Mahlzeiten ihren Weg in die Kategorie „Essbares mit Marihuana" gefunden. Damit besteht speziell für Patienten kein Bedarf, andere Aspekte Ihrer Gesundheit zu opfern, nur um medizinisches Marihuana konsumieren zu können.

Es besteht eine breite Auswahl an cannabishaltigen Lebensmitteln, die für fast die Hälfte des Umsatzes der Cannabis Industrie steht. Essbares Marihuana kann in Süßigkeiten (Fruchtgummi, Lollis oder Schokolade), gesunder Kost (Nüsse, Obst, Müsliriegeln) oder sogar in zusätzlichen Aromastoffen, in Gewürzen, Honig oder Butter usw. gefunden werden. Es gibt für essbare Kreativität keine Grenzen. Beim NorCal Medical Cannabis Cup von 2016 waren z.B. Makronen, Müsliriegel, zuckerfreie Schokolade, Speck und Grillsoße dabei.

Cannabishaltige Lebensmittel können auf vielfältige Weise hergestellt werden, die beliebteste ist jedoch Cannabutter, oder Marihuana durchtränkte Butter, die Du anstatt normaler Butter für Deine Rezepte verwenden kannst. Die Butter wird mittels Wasserbad hergestellt. Das Marihuana ist gemahlen, in ein Abseihtuch gewickelt, und mit Küchengarn umwickelt, sodass ein Säckchen daraus wird, das in einer Mischung aus geschmolzener Butter und Wasser im oberen Teil des Kochtopfs schwimmen kann. Zum Schluss wird die Cannabis-Butter-Mischung gekühlt. Am Topfboden bleibt das Wasser mit einer soliden Masse an Cannabutter obendrauf übrig. Diese Art von Herstellung kann mit vielen Lebensmitteln, zuhause und in kleinem Umfang durchgeführt werden.

Wenn cannabishaltige Lebensmittel in zugelassenen Küchen hergestellt werden, kann dies nur unter Beachtung von sehr strengen Richtlinien und Vorschriften passieren. Nur anerkannte Köche dürfen in Küchen arbeiten und es gibt strenge Regeln für die Portionen. Auch für die Stärke gibt es Vorschriften und Tests, die Lebensmittel durchlaufen müssen, ehe sie mit korrekten Etiketten und der Produktinformation versehen, in Apotheken verkauft werden. Es gibt auch viele äußerliche Anwendungen von Cannabis. Der Vorteil, Cannabis äußerlich zu nutzen, ist, dass es gezielt auf nur bestimmte Areale der Haut, das größte Organ des Körpers, aufgetragen werden kann. Und das ohne jegliche neurologische Auswirkungen. Besonders die Indica Sorten werden für äußerliche Anwendungen genutzt, weil sie die wirkungsvollste Erleichterung bei körperlichen Symptomen bringen. Marihuana wird äußerlich bei Ekzemen, Schuppenflechte, arthritischen Schmerzen und sogar bei einigen Hautinfektionen angewendet.

Die Zukunft von Cannabis

Die Idee, dass Marihuana legal und von jedermann offen und weltweit akzeptiert ist, mag ein futuristisches Ideal sein, aber es ist auf keinen Fall unmöglich. Wenn auch die medizinische Forschung viele Hindernisse überwinden muss, um tiefer zu forschen und mehr Studien über die gesundheitlichen Vorteile von Marihuana veröffentlichen zu können, wird die Community für Cannabis als Freizeitdroge jedenfalls weiterwachsen und mehr Mitglieder gewinnen. Während die jüngeren Generationen mit einer aufgeschlossen Meinung zu Cannabis aufwachsen, besteht die Hoffnung, dass die Gesellschaft in der Lage ist, zu lernen und allen praktischen Anwendungen und möglichen Vorteilen von Marihuana gegenüber aufgeschlossener sein wird. Genieße in der Zwischenzeit dieses leckere Rezept für Erdnussbutter-Cookies, die einen extra „Schlag" beinhalten.

Erdnussbutter Cookies

Ergibt:

Etwa 30 Cookies

Zutaten:

+ 1 Tasse Cannabutter (Rezept folgt)
+ 225g Zucker
+ 1 Tasse cremige Erdnussbutter
+ 1 großes Ei
+ 300g Mehl
+ ¼ Teelöffel Salz
+ 2 Teelöffel Vanille Extrakt

Zubereitung:

1. Backofen auf 350° C vorheizen.
2. Cannabutter, Erdnussbutter, Salz und Zucker in einer großen Schüssel vermengen und alles zusammen schaumig schlagen.
3. Ei und Vanille Extrakt zugeben.
4. Mehl zugeben und solange mischen bis Du einen gleichmäßigen Teig erhältst.
5. Backpapier ein wenig einfetten.
6. Teile den Teig in Golfball große Kugeln,

platziere sie mit einem Abstand von etwa 5cm auf das Blech und drücke sie mit mehliger Hand flach.

7. Für 7-8min backen oder bis sie goldbraun sind.

Cannabutter:

Verhältnis:

30 g Marihuana (Blüten) entspricht 460 ml Butter

Zubereitung:

1. 1.Fülle einen Topf mit etwa 3 ½ bis 5cm Wasser und bringe es zum Kochen
2. 2.250g gesalzene Butter (gesalzene Butter = höherer Schmelzpunkt) zugeben
3. 3.Wenn die Butter geschmolzen ist, stelle die Temperatur auf niedrig und füge die gemahlenen Marihuana Knospen hinzu
4. 4.Lass das Ganze für mindestens 3 Stunden köcheln
5. 5.Abkühlen lassen
6. 6.Filtere mit einem Abseihtuch und einer Schüssel das Pflanzenmaterial heraus, indem Du die Cannabis-Buttermischung in das Abseihtuch gießt und so viel wie möglich an Flüssigkeit in die Schüssel darunter herauspresst.

7. 7.Stelle die Flüssigkeit für mind. 30min zum Abkühlen in den Kühlschrank

8. 8.Wann die Flüssigkeit soweit ist, erkennst Du daran, dass Butter und Cannabis in der Schüssel hart geworden sind und das Wasser flüssig bleibt. Nimm nun die Butter aus der Wasseroberfläche heraus und fülle sie in eine schönes Glas oder ähnliches nach Deinem Geschmack

9. 9.Das übrige Wasser kannst Du entsorgen und die nun „neue" Butter zurück in den Kühlschrank stellen, damit sie fest wird

Genieße Deine Butter!

Quellenverzeichnis

Dies ist eine Liste aller Titel der Recherchen, die für dieses Buch genutzt wurden. Du kannst diese nachschlagen indem Du den vollständigen Titel bei Google eingibst, denn die meisten der Bücher stehen öffentlich zur Verfügung.

Bacca, Angela. "What's the Difference Between Hemp and Marijuana?" *Alternet,* 5 June 2014. http://www.alternet.org/drugs/whats-difference-between-hemp-and-marijuana

Bergamaschi, MM, et al. "Safety and side effects of cannabidiol, a Cannabis sativa constituent." *Current Drug Safety,* 1 September 2011. https://www.ncbi.nlm.nih.gov/pubmed/22129319

"The Best Hashish in Amsterdam?! How to Test the Quality of Your Hash." *Smokers Guide,* 2016. https://www.smokersguide.com/quotes/55/the_best_hashish_in_amsterdam___how_to_test_the_qu.html#.WJ3dpBLytPM

"Busted: America's War on Marijuana." *PBS,* 2014. http://www.pbs.org/wgbh/pages/frontline/shows/dope/etc/cron.html

"*Cannabis sativa* L. marijuana." *USDA Natural*

Resources Conservation Service. https://plants. usda.gov/core/profile?symbol=casa3

"Cannabis Craftsmanship: How to Make Hash." *YouTube,* uploaded by Leafly, 18 December 2015. https://www.youtube.com/ watch?v=aGm1Ssq9u2s

"Concentrate Basics: Shatter, Budder and Oil." *YouTube,* uploaded by High Times, 27 May 2014. https://www.youtube.com/ watch?v=zbAY763zt4M

"Drug Schedules." *Drug Enforcement Administration,* 2017. https://www.dea.gov/druginfo/ds.shtml

"Drugs Policy in the Netherlands." *UKCIA,* 1997. http://www.ukcia.org/research/dutch.php

Eisinger, Amy. "Here's What Actually Happens When You Smoke Weed." *Greatist,* 13 October 2016. http://greatist.com/health/your-brain-on-marijuana

"The Health Effects of Cannabis and Cannabinoids: The Current State of Evidence and Recommendations for Research." *The National Academies of Sciences, Engineering, and Medicine,* 12 January 2017. http://nationalacademies. org/hmd/reports/2017/health-effects-of-cannabis-and-cannabinoids.aspx

"Health Effects of Cigarette Smoking." *Centers for Disease Control and Prevention,* 1 December 2016. https://www.cdc.gov/tobacco/data_statistics/fact_sheets/health_effects/effects_cig_smoking/index.htm

High Times, 2017. http://hightimes.com/

High Times Cannabis Cup, 2015. https://www.cannabiscup.com/

Hoey, Dennis. "As Mainers celebrate legal marijuana, where does new law draw the line?" *Portland Press Herald,* 30 January 2017. http://www.pressherald.com/2017/01/30/legal-marijuana-celebrated-by-maine-businesses-advocates/?platform=hootsuite

Hoff, Tom. "What decriminalized cannabis looks like in Spain." *Students for Sensible Drug Policy,* 31 March 2014. http://ssdp.org/news/blog/what-decriminalized-cannabis-looks-like-in-spain/

"How CBD Works." *Project CBD,* 2017. https://www.projectcbd.org/how-cbd-works

"How Does CBD Affect the Endocannabinoid System?" *CBD Oil Review,* 2015. https://cbdoilreview.org/cbd-cannabidiol/cbd-endocannabinoid-system/

Khoury, JM, et al. "Is there a role for cannabidiol in psychiatry?" *The World Journal of Biological Psychiatry,* 23 January 2017. https://www.ncbi.nlm.nih.gov/pubmed/28112021

Leafly, 2017. https://www.leafly.com/

Leaf Science, 2017. http://www.leafscience.com/

"Legality of cannabis by country." *Wikipedia,* 13 February 2017. https://en.wikipedia.org/wiki/Legality_of_cannabis_by_country

"Legality of Cannabis." *Wikipedia,* 10 February 2017. https://en.wikipedia.org/wiki/Legality_of_cannabis

"Marijuana Intoxication." *MedlinePlus,* 13 January 2015. https://medlineplus.gov/ency/article/000952.htm

"Marijuana Laws in Colorado." *Pot Guide,* 2016. https://www.coloradopotguide.com/marijuana-laws-in-colorado/

"Marijuana vs Tobacco Smoke Compositions." *National Academy Press,* 1988. https://erowid.org/plants/cannabis/cannabis_info3.shtml

Niesink, Raymond J.M. and Margriet W. van Lear. "Does Cannabidiol Protect Against Adverse Psychological Effects of THC?" *Frontiers in*

Psychiatry, 16 October 2013. https://www.ncbi.nlm.nih.gov/pmc/articles/PMC3797438/

Pardes, Arielle. "Marijuana Is Still a Schedule 1 Drug, Judge Rules." *Vice*, 15 April 2015. https://www.vice.com/en_us/article/marijuana-is-still-a-schedule-i-drug-judge-rules-415

Prichard, Ry. "Concentrates 101: What's on the market, from kief and CO2 oil to BHO." *The Cannabist*, 19 June 2015. http://www.thecannabist.co/2015/06/19/marijuana-concentrates-kief-bho-water-hash-co2-oil-wax-shatter/36386/

Project CBD, 2017. https://www.projectcbd.org/

Shapiro, Maren. "No High Risk: Marijuana May Be Less Harmful Than Alcohol, Tobacco." *NBC News*, 26 February 2015. http://www.nbcnews.com/storyline/legal-pot/no-high-risk-marijuana-may-be-less-harmful-alcohol-tobacco-n312876

"State Info, United States." *Norml*, 2017. http://norml.org/states

"THC vs CBD." *Medical Marijuana Journal*, 2 August 2013. http://www.mmjjournal.com/thc-vs-cbd/

"This Is How Pot Edibles Are Made." *YouTube*,

uploaded by MSNBC, 22 December 2014. https://www.youtube.com/watch?v=jFV3Nb-ulSo

"Topical Use of Cannabis." *Cannabis Plus: Natural Alternatives for Health.* http://cannabisplus. net/topical-use-of-cannabis/

"What is COPD?" *National Heart, Lung, and Blood Institute,* 31 July 2013. https://www.nhlbi.nih. gov/health/health-topics/topics/copd/

"What is the Difference Between THC and CBD?" *CBD Oil Review,* 2015. https://cbdoilreview. org/cbd-cannabidiol/thc-cbd/

Wilsey, B., et al. "Low-dose vaporized cannabis significantly improves neuropathic pain." *The Journal of Pain,* Febuary 2013. https://www. ncbi.nlm.nih.gov/pubmed/23237736

"2016 NorCal Medical Cannabis Cup: Edible Entries." *YouTube,* uploaded by High Times, 17 June 2016. https://www.youtube.com/ watch?v=wm0JyVbjq88

www.ingramcontent.com/pod-product-compliance
Lightning Source LLC
Chambersburg PA
CBHW071442210326
41597CB00020B/3906